BEI GRIN MACHT SICH IHR WISSEN BEZAHLT

- Wir veröffentlichen Ihre Hausarbeit, Bachelor- und Masterarbeit

- Ihr eigenes eBook und Buch - weltweit in allen wichtigen Shops

- Verdienen Sie an jedem Verkauf

Jetzt bei www.GRIN.com hochladen und kostenlos publizieren

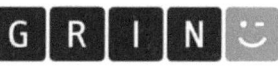

Bibliografische Information der Deutschen Nationalbibliothek:

Die Deutsche Bibliothek verzeichnet diese Publikation in der Deutschen National-
bibliografie; detaillierte bibliografische Daten sind im Internet über http://dnb.d-
nb.de/ abrufbar.

Impressum:

Copyright © 2015 GRIN Verlag, Open Publishing GmbH
Druck und Bindung: Books on Demand GmbH, Norderstedt Germany
ISBN: 978-3-668-13072-2

Dieses Buch bei GRIN:

http://www.grin.com/de/e-book/313696/kinderhospize-moeglichkeiten-ablaeufe-
und-hospizarbeit-mit-sterbenden

Franziska Bordon

Kinderhospize. Möglichkeiten, Abläufe und Hospizarbeit mit sterbenden Kindern und Jugendlichen

GRIN Verlag

GRIN - Your knowledge has value

Der GRIN Verlag publiziert seit 1998 wissenschaftliche Arbeiten von Studenten, Hochschullehrern und anderen Akademikern als eBook und gedrucktes Buch. Die Verlagswebsite www.grin.com ist die ideale Plattform zur Veröffentlichung von Hausarbeiten, Abschlussarbeiten, wissenschaftlichen Aufsätzen, Dissertationen und Fachbüchern.

Besuchen Sie uns im Internet:

http://www.grin.com/

http://www.facebook.com/grincom

http://www.twitter.com/grin_com

Inhaltsverzeichnis

1. Einleitung

Das Thema dieser wissenschaftlichen Arbeit lautet Kinderhospiz - Möglichkeiten, Abläufe und Hospizarbeit mit sterbenden Kindern und Jugendlichen. Ich habe dieses "Schatten" Thema gewählt da es für viele Menschen ein Tabuthema ist. Über den Tod im Kindes- und Jugendalter wird nicht gerne gesprochen, denn das ein Kind oder eine Jugendlicher sterben könnte ist für viele nicht vorstellbar und passt nicht in das vorhandene Weltbild der Menschen hinein. Dabei sterben in Deutschland jährlich rund 5000 Kinder oder Jugendliche an einer Krankheit die ihr junges Leben noch einmal verkürzt. Über diese Zahl muss nachgedacht und diskutiert werden, denn genau so wie Erwachsene haben auch Kinder und Jugendliche ein Recht auf einen angemessenen und würdevollen Ort, an dem sie friedlich und ohne Schmerzen, im Beisein ihrer Familie sterben können. Das Ziel dieser wissenschaftlichen Arbeit ist Vorurteile, Ängste und Hemmungen abzubauen und das Thema Kinderhospiz für jeden verständlich, ehrlich und offen darzustellen.

Diese Arbeit soll dem Leser einen kurzen Einblick in die Aufnahmekriterien, die Tagesstruktur und die Hilfsmöglichkeiten eines Kinderhospiz geben und die Gefühlswelten von Kindern und Jugendlichen mit einer lebensverkürzten Erkrankung aufzeigen. Neben der Hospizarbeit mit sterbenden Kindern und Jugendlichen und einer Beschreibung über die Palliativ Care Arbeit, erfolgt im letzten Abschnitt die Erläuterung der 5 Sterbephasen von Elisabeth Kübler-Ross.

2. Kinderhospiz

Allgemeine Bedeutung des Wortes Hospiz:

Das Wort Hospiz steht für ein ganzheitliches Konzept das die Versorgung und Unterstützung sterbender Menschen umfasst. Sterbende haben die Möglichkeit in einem Hospiz in einer angenehmen Atmosphäre, ohne Schmerzen und nicht allein zu sterben. Das Hospiz umfasst ein Interdisziplinäres Team aus Ärzt(innen)en, Krankenschwestern, Krankenpflegern, Psycholog(innen)en, Sozialarbeiter(innen), Physiotherapeut(innen)en, Ergotherapeut(innen)en, Kunst-,, Reit- und Musiktherapeut(innen)en, Seelsorger(innen) sowie Ehrenamtlichen Mitarbeiter(innen)n (vergleiche (vgl.) Brathuhn 1999 in Drolshagen 2003: S. 72).

Allgemeine Bedeutung von Kinderhospizen:
Das erste Kinderhospiz entstand durch die Krankenschwester und Nonne Frances Dominica im Jahr 1982 in Oxford (Großbritannien), dieses Kinderhospiz war zu dieser Zeit weltweit das Erste. Das erste stationäre Kinderhospiz in Deutschland wurde 1998 in Olpe (Balthasar Kinder- und Jugendhospiz) eröffnet. Mittlerweile gibt es in Deutschland 15 stationäre Kinder- und Jugendhospize (siehe Anhang 1) aufgeteilt auf die gesamte Bundesrepublik (vgl. Zernikow 2013: S. 29-30).
Am 10. Februar jeden Jahres wird der "Tag der Kinderhospizarbeit" gefeiert, dieser Tag dient zur Aufklärung und Sensibilisierung des Themas in der Bevölkerung (vgl. Online unter:http://www.dhpv.de 1).
Die Arbeit in einem Kinderhospiz beinhaltet die Arbeit mit der ganzen Familie und allen Angehörigen. Auch nach dem Tod werden die Familien des verstorbenen Kindes weiter betreut. Im Gegensatz zu einem Erwachsenenhospiz, können in einem Kinderhospiz auch Elternteile mit aufgenommen werden. Des Weiteren werden die Eltern in die Pflege und Versorgung mit einbezogen und durch das Personal entlastet. Auch in einem Kinderhospiz arbeitet ein interdisziplinäres Team für das Wohlergehen der ganzen Familie (vgl. Drolshagen 2003: S. 71-79).

In Deutschland sterben jährlich circa (ca.) 5000 Kinder und Jugendliche an einer Krankheit die mit einer lebensverkürzten Zeit einhergeht. Darüber hinaus leben in Deutschland etwa 40.000 Kinder und Jugendliche mit einer bestehenden lebensverkürzten Krankheit wie zum Beispiel (z.B.) Organschäden unteranderem (u.a.) an Herz oder Nieren sowie bösartige Tumore oder Veränderungen des Blutes. Der Verlauf dieser unterschiedlichen Krankheiten ist immer individuell und hängt sowohl von äußeren und inneren Faktoren ab (vgl. Online unter: http:// www.bundesverband-kinderhospiz.de 1).

Wenn ein Kind oder Jugendlicher lebensbedrohlich erkrankt ist, ist dies für das Familiensystem als auch für das erkrankte Kind selbst und alle Menschen aus dem nahen Umfeld belastend und kräfteraubend. Verschlimmert sich die Situation des erkrankten Kindes, geben die Ärzte keine Hoffnung mehr auf Heilung oder bestand bereits bei der Diagnosestellung die Gewissheit das dass Kind eine lebensverkürzte Krankheit hat, tritt das schlimmste vorstellbare Ereignis für Familien und das nahe Umfeld ein. Nun sind Eltern gezwungen über den Tod ihres Kindes zu sprechen und nachzudenken. Je nach Alter und Reife bekommt das erkrankte Kind/ der erkrankte Jugendliche auch selbst mit was passiert ist und was passieren wird. Das Leben was bis vor kurzer Zeit noch als normal gelebt wurde, wird plötzlich aus der Bahn geworfen. Oft ist das Verständnis, das auch Kinder vom Tod betroffen sein können, bei den meisten Menschen nicht wirklich vorhanden. Die Vorstellung passt nicht in das westliche Verständnis der Menschen herein, wohingegen in anderen Ländern das Verständnis anhand einer höheren Sterblichkeit von Kindern anders empfunden wird. Es macht auch kaum einen Unterschied ob Eltern von einer lebensverkürzten Erkrankung gleich nach der Geburt erfahren und meistens Jahre mit dem Gedanken leben müssen ihr Kind nie richtig aufwachsen zu sehen oder ob Eltern nach ein paar Jahren des unbeschwerten aufwachsen ihres Kindes, mit einer Diagnose konfrontiert werden die nicht vorhersehbar war. Die überwältigten Gefühle, wenn das eigene Kind sterben muss, sind in in der Regel in vielen Familien ähnlich zu beobachten. In diesen Situationen soll die Betreuung durch ein ambulantes oder stationäres Kinder- und Jugendhospiz helfen, beraten sowie Möglichkeiten der Erholung, des Austausch und des Miteinanders bieten. Die gesamte Familie soll durch ein Netzwerk aus verschiedenen Berufsgruppen aufgefangen und schon ab der Diagnosestellung bis nach dem Tod des Kindes/Jugendlichen betreut werden (vgl. Student J.-C./ Mühlum A./ Student U. 2004: Seite (S.) 94-95).

2.1. Aufnahmekriterien

Allgemeine Aufnahmekriterien:

In ein Hospiz werden alle Menschen aufgenommen, die schwärst erkrankt sind und wo der Tod unmittelbar bevor steht. Hierbei wird kein Unterschied zwischen Glaube, Herkunft, Vermögen oder Krankheit gemacht (vgl. Drolshagen 2003: S. 21).

Aufnahmekriterien in ein Kinderhospiz:
Die ACT (Association for Children with life threating or terminal Conditions and their Families) hat 4 Gruppen eingeteilt, die das Thema: Lebensverkürzte Erkrankungen bei Kindern und Jugendlichen genauer unterscheiden.

1. In diese Gruppe fallen Kinder und Jugendliche herein, die zum Beispiel (z.B.) an einer onkologischen Erkrankung (Krebserkrankung) leiden, wo aber noch eine kurative Therapie stattfinden kann. Diese Therapie kann über Jahre hinweg erfolgen.

2. In die 2. Gruppe fallen Erkrankungen wie z.B. Mukoviszidose, wo ein Tod in naher Zeit absehbar ist.

3. Fällt ein Kind in diese Gruppe wird es hauptsächlich Palliativ versorgt, das fortschreiten der Krankheit ist unaufhaltbar eine medizinische Therapie z.B. Chemotherapie hätte keine lebensverlängernde Erfolge mehr.

4. Die Krankheit schreitet nicht mehr voran, sondern ist aktuell nicht umkehrbar und weist eine große Palliativversorgung auf.

Anhand dieser Auflistung kann definiert werden ab wann bei einem Kind oder Jugendlichen von einer lebensverkürzten Erkrankung gesprochen werden kann. Ab Phase 1 (wenn keine Chance auf Heilung mehr besteht) können Kinder und Jugendliche schon in ein Kinderhospiz aufgenommen werden. Dies bedeutet nicht das dass Kind über mehrere Jahre hinweg nur in der Einrichtung lebt sondern die Zeit, z.B. 2 Wochen im Kinderhospiz zur Erholung nutzt um dann wieder nach Hause entlassen zu werden (vgl. Craig et. al. 2007 in Bruhn/ Straßer 2014: S. 248-249).

Damit ein Kind oder Jugendlicher in ein Kinderhospiz aufgenommen werden kann, muss die Krankheit einen kontinuierlichen und fortlaufenden oder schrittweise fortlaufenden Verlauf sowie das versterben als Folge aufweisen. Auch Kinder und Jugendliche mit einer schnellen und lebensbedrohlichen Erkrankung z.B. eine onkologische Erkrankung fallen in die Aufnahmekriterien eines Kinderhospiz herein (vgl. Online unter: http:// www.bundesverband-kinderhospiz.de 2).

Des Weiteren ist die Voraussetzung für eine Aufnahme, die schriftliche Zustimmung der/ des behandelnden Ärztin/Arzt mit einer Stellungnahme zur Diagnose und zum weiteren medizinischen und pflegerischen Ablauf sowie die Zustimmung der Krankenkasse oder Pflegekasse. Familien haben die Möglichkeiten 28 Tage im Jahr zur Unterstützung und Entlastung mit der gesamten Familie in ein Kinderhospiz zu kommen, diese Aufenthalte können von der/dem behandelnden Ärztin/Arzt auch je nach Verlauf der Krankheit erweitert werden. In der letzten Lebensphase hat das erkrankte Kind und seine Familie unbegrenzten Aufenthalt in einem Kinderhospiz (vgl. Online unter: www.betanet.de 1).

2.2. Tagesablauf

Der Tagesablauf in einem Kinderhospiz ähnelt dem Tagesablauf anderer sozialer Einrichtungen die Kinder und Jugendliche betreuen.
Der große Unterschied z.B. zu einer Kindertagesstätte, liegt in der medizinischen Versorgung und Pflege der erkrankten Kinder und Jugendlichen als auch der Gewissheit das die Kinder und Jugendlichen eine lebensverkürzte Krankheit haben die es ihnen nicht ermöglichen wird ein gewisses Alter zu erreichen. Der Tag in einem Kinderhospiz beginnt damit, dass die Kinder und Jugendlichen genug Zeit bekommen um auszuschlafen. Dies können und sollen sie auch, denn genügend Schlaf ist wichtig und gibt den jungen Gästen im Kinderhospiz Kraft für den weiteren Tag. Morgens nach dem Aufstehen finden täglich pflegerische Tätigkeiten wie die körperliche Pflege statt. Jedes Kind und jeder Jugendliche bekommt in einem Kinderhospiz, je nach individuellem Befinden ein zugeschnittenes Behandlungskonzept was stetig auf den Verlauf der Krankheit neu angepasst wird. Dazu gehört auch die Palliative medizinische Versorgung z.B. von Wunden die durch eine Chemotherapie im Mundbereich entstehen können sowie die Behandlung von Schmerzen die auf unterschiedliche Art und Weise zustande kommen können. Ein weiterer wichtiger Bereich ist die Nahrungsaufnahme der erkrankten Kinder und Jugendlichen, vor allem im letzten Abschnitt des Lebens ist dies für die Sterbenden sehr anstrengend und kräfteraubend. Hier ist auf die verschiedenen Bedürfnisse der Nahrungsmittelzubereitung Rücksicht zu nehmen z.B. auf pürierte und dadurch leicht aufzunehmende Kost. Die Mahlzeiten finden in der Regel morgens, mittags und abends gemeinsam mit allen Kindern und Jugendlichen sowie ihren Familien und den Mitarbeitern des Kinderhospiz statt. Dies fördert die Gemeinschaft, gibt den Kindern und Jugendlichen u.a. ein sicheres immer wiederkehrendes Vertrautes Gefühl (Ritual), schafft Möglichkeiten zum Austausch zwischen den Familien und bringt ein Stück weit Normalität in den Alltag zurück. Neben dieser grundlegenden Versorgung durch medizinisches und pflegerisches Personal gehört auch die Betreuung durch das psychosoziale Team mit zum Tagesablauf in einem Kinderhospiz. Zu diesem Team gehören u.a. Sozialpädagog(innen)en, Psycholog(innen)en, Erzieher(innen), Ergotherapeut(innen)en sowie Kunst-, Reit- und Musiktherapeut(innen)en, Seelsorger(innen), kirchliche und ehrenamtliche Mitarbeiter(innen).

Die Aufgaben in diesem Team bestehen darin die Kinder, Jugendlichen, ihre Familien und Angehörigen im Tagesablauf zu unterstützen, zu betreuen und die individuellen Wünsche und Bedürfnisse der Betroffenen wahrzunehmen und zu versuchen umzusetzen. Des Weiteren zählt es zu den Aufgaben des psychosozialen Teams die gesamte Familie in der Phase des Sterbens, eines Kindes oder Jugendlichen, zu begleiten und neben der medizinischen und pflegerischen Versorgung entlastend z.B. durch Gespräche tätig zu sein (vgl. Online unter: www.kinderhospiz-magdeburg.de).

Vor und nach den Mahlzeiten finden in der Zwischenzeit verschiedene Therapeutische Aktivitäten statt, die dazu dienen den Kindern und Jugendlichen andere Perspektiven und Ablenkungsmöglichkeiten näher zu bringen. Kinder und Jugendliche die in ein Kinderhospiz kommen, erfahren durch ihre Erkrankung und den Aufenthalt im Hospiz oder eventuell auch schon über einen längeren Zeitraum in Kliniken, immer wieder belastende Situationen die entweder in Phasen oder dauerhaft präsent sind. Kinder die gerade angefangen haben ihre Selbstständigkeit auszuprobieren, erleiden oft eine Verschlechterung der bereits erworbenen Fähigkeiten. Das eigenständige Leben was Jugendliche bis zu ihrer Diagnose führten, wird nicht mehr oder nur noch beschränkt möglich sein. Aufgrund von Schmerzen, äußerlichen Veränderungen wie z.B. Haarverlust, das angewiesen sein auf einen Rollstuhl und psychische Veränderungen z.B. die Angst vor Reaktionen von Mitschülern kann zu einem sozialen Rückzug führen und eine Folge der Krankheit sein. Dadurch verlieren die Kinder und Jugendlichen an Selbstvertrauen und Selbstwertgefühl was sich dann nach außen an ihrem Selbstbewusstsein widerspiegeln lässt. In diesen Situationen, aber auch schon präventiv davor, ist es wichtig das Kinder und Jugendliche durch das psychosoziale Team erfahren, dass es noch Möglichkeiten gibt den Alltag trotz Krankheit fröhlich, freundlich und lustig zu gestalten. Dies kann durch unterschiedliche tägliche und wechselnde therapeutische Aktivitäten angeboten werden. Hierzu zählen u.a. die psychologische Unterstützung der gesamten Familie anhand von Einzel- oder Gruppengesprächen. Diese Gespräche sollen den Betroffenen z.B. in Form von Gruppen- oder Familiengesprächen helfen mit dem nahestehenden Tod konfrontiert zu werden und zu versuchen einen Weg zu finden sich mit dem Thema auseinander zusetzen. Aktivitäten die die Teilhabe am Leben in der Gesellschaft der Sterbenden positiv fördern z.B. vorhandene Ressourcen herausfinden und diese dann stärken und lernen die bisherigen Ressourcen anders als vor der Krankheit einzusetzen z.B. aufgrund einer Fortbewegung in einem Rollstuhl, fallen u.a. in den Bereich der Sozialpädagog(innen)en, Ergotherapeut(innen)en, Erzieher(innen) und der Physiotherapeut(innen)en rein.

Im folgenden werden nun einzelne therapeutische Aktivitäten beschrieben die zu einem Tagesablauf in einem Kinderhospiz dazugehören können und von dem psychosozialen Team durchgeführt werden.

Die Therapieeinheiten richten sich an erkrankte als auch an sterbende Kinder und Jugendliche und ihre Geschwister. Wobei immer auf eine individuelle Anpassung Rücksicht genommen werden muss.

Therapeutisches Reiten:

In dieser Therapieeinheit erleben die Kinder ein Gefühl von Geborgenheit, Schutz, Entspannung und dem Gefühl von einem Pferd "getragen" zu werden. Pferde sind in dieser Form der Therapie auf verschieden Art und Weise einzusetzen. Pferde können von den Kindern und Jugendlichen gefüttert, gestreichelt, geritten und gepflegt werden. Die Tiere können die Bedürfnisse der Menschen spüren, stellen keine unangenehmen Fragen und machen keine Unterschiede zwischen einzelnen Personen, einer Krankheit, Aussehen oder ähnlichem (o.ä.). Ein Erfolg beim therapeutischen Reiten ist sofort sichtbar, da das Tier schnell auf die Berührungen o.ä. reagiert. Bei dieser therapeutischen Maßnahme wird der taktile, akustische, visuelle und vestibuläre Sinn gefördert (vgl. PDF - Datei: Graschopf/ Jankovits 2015: 17-20).

Kunsttherapie:
In der Kunsttherapie geht es nicht um das erstellen eines perfekten Bildes, sondern eher darum vorhandene Ressourcen zu stärken und neue Erfahrungen mit Materialien zu sammeln. Durch verschiedene künstlerische Übungen können Kinder und Jugendliche ihre Erlebnisse die oft nicht verbal geäußert werden können ausdrücken. Belastende Themen können sich von der Seele gemalt/gezeichnet werden. Des Weiteren ist die Kunsttherapie ein Entspannungsverfahren das auch für Kinder und Jugendliche geeignet ist, die ihr Bett nicht mehr verlassen können. Mal- und Kunstutensilien können mit einer festen Malunterlage auch im sitzen im Bett genutzt werden. Bei dieser Therapieform wird der taktile und der visuelle Sinn gefördert, da auch hier keine verbale Form der Kommunikation nötig ist.

Musiktherapie:
Musik ist allgegenwärtig und kann die unterschiedlichsten Gefühle auslösen z.B. Freude, Trauer und Trost. Musik wirkt Stimulierend auf Körper und Geist und kann somit in der Musiktherapie als Mittel zur positiven Stärkung der Kinder und Jugendlichen eingesetzt werden. Musik kann selbst dann noch positive Eigenschaften haben, wenn das/der erkrankte Kind/ Jugendliche sein Bett aufgrund der fortgeschrittenen Krankheit nicht mehr verlassen kann. Je nach Musikgeschmack, Alter und körperlichen Verfassung gibt es verschiedene Einsatzmöglichkeiten z.B. singen, einfaches musizieren mit Instrumenten oder der Musik zuhören.

In dieser Therapieeinheit wird der akustische und beim aktiv werden auch der taktile Sinn angesprochen und gefördert. Auch Stimmungen können nonverbal über Musik ausgedrückt werden z.b. Wut = trommeln auf dem Schlagzeug (vgl. Zernikow 2013: S. 342-354).

Tanztherapie:

Diese Therapieform beinhaltet die nonverbale Form des Ausdrucks. Die Kinder und Jugendlichen können durch Tanz und Musik ihre Gefühle nach außen transportieren, ohne dabei die Sprache zu benutzen. Durch Bewegungen können neue oder bereits vorhandene Körpererfahrungen wiedererlebt werden. Die Art der Therapie wird oft relativ am Anfang der Aufnahme genutzt, da die Kräfte der Kinder und Jugendlichen je nach Krankheit nach und nach schwinden.

Tiergestützte Therapie:
In der Tiergestützten Therapie werden oft Hunde eingesetzt, um Kinder und Jugendliche durch Anwesenheit des Tiers das Gefühl von Zuneigung, Entspannung und Geborgenheit zu geben. Hunde sind genau wie Pferde, gute "Zuhörer" und beeinflussen so manche schwierige medizinische Untersuchung/ Medikamentengabe durch Ablenkung zum positiven. Die Tiergestützte Therapie kann z.b. von einer/einem Sozialpädagog(in)en mit einer Zusatzqualifikation durchgeführt werden.

Bei allen Therapieformen steht der Spaß und die Freude durch Ablenkung an erster Stelle! (vgl. PDF - Datei: Graschopf/ Jankovits 2015: S. 17-20).

Ein weiterer wichtiger Aspekt im Tagesablauf eines Kinderhospiz sind Rituale und gemeinsame Aktivitäten mit allen Familien die im Kinderhospiz leben wie z.B. gemeinsames kochen oder backen, Kinobesuche, Spielnachmittage, Zoobesuche, Entspannungstechniken im Snoezelenraum erlernen sowie lesen. Durch diese gemeinsamen Erfahrungen wächst die ganze Familie enger zusammen. Eltern, Familien, Geschwister und Betroffene finden in dieser gemeinsamen Zeit andere Familien in einer ähnlichen Situation. Diese Aktivitäten finden in regelmäßigen Abständen statt und werden entweder von den Mitarbeiter(innen)n oder den Familien selbst organisiert und durchgeführt (vgl. Online unter: www.kinderhospiz-magdeburg.de).

Regelmäßig stattfindende Rituale geben allen Familienmitgliedern aber vor allem dem sterbenden Kindern oder Jugendlichen Orientierung, Sicherheit und spenden Trost wie z.B. das gemeinsame Essen und tägliche Morgen- oder Abendkreise in denen über den Tag gesprochen werden kann (vgl. PDF - Datei: Graschopf/ Jankovits 2015: S. 21).

2.3. Hilfsmöglichkeiten

Erkrankt ein Kind oder ein Jugendlicher und muss diesbezüglich ein Elternteil das Kind/ den Jugendlichen versorgen sowohl ambulant als auch stationär, so gibt es verschieden Paragrafen in den Sozialgesetzbüchern die Eltern in diesen Situationen Unterstützungs- und Hilfsmöglichkeiten anbieten. Da viele Eltern in belastenden Situationen und anhand der vielen verschiedenen Gesetzbücher den Überblick verlieren können, helfen vor allem Sozialpädagogen in Kinderhospizen oder Kliniken den Eltern einen Überblick über mögliche Unterstützungs- und Hilfsmöglichkeiten zu bekommen (vgl. Zernikow 2013: S. 14).

Im fünften Sozialgesetzbuch (SBG V) - Krankenversicherung:

- Unter § 38 - Haushaltshilfe - steht das es Familien ermöglicht wird, dass ein Elternteil bei dem erkrankten Kind bleibt und der andere Elternteil weiterhin berufstätig bleiben kann. Eine Haushaltshilfe zur Unterstützung bekommen Familien nur unter der Voraussetzung das ein weiteres Kind unter 12 Jahren im Haushalt lebt.

- In § 39a - Stationäre und ambulante Hospizleistungen - wird u.a. beschrieben das ein Versicherter der in ein Hospiz, aufgrund einer lebensverkürzten Zeit, verlegt wird mit bis zu 90% und Kinder mit bis zu 95% von den jeweiligen Krankenkassen bezuschusst werden. Der Eigenanteil ist damit sehr gering und wird in den meisten Fällen, vor allem in Kinderhospizen, durch Spenden übernommen somit kommt auf die Eltern in Bezug auf den Aufenthalt keine bis geringe Verpflegungskosten zu.

- § 45 - Krankengeld bei Erkrankungen des Kindes -, erkrankt ein Kind z.B. an einem grippalen Infekt und muss deshalb durch einen berufstätigen Elternteil gepflegt werden, kann dieser Elternteil aufgrund dieses Paragrafen mit dem Kind zu Hause oder in einer stationären Einrichtung bleiben. Während der Pflege des kranken Kindes, übernimmt die Krankenkasse des pflegenden Elternteils ein Kinderpflege-Krankengeld. Das Kinderpflege-Krankengeld ist auf 10 Tage im Jahr, für Alleinerziehende maximal (max.) auf 20 Tage im Jahr, beschränkt und ersetzt etwa 90% des Nettolohns aber nicht mehr als 97€ am Tag. Voraussetzung dafür muss die eigene Krankenversicherung des pflegenden Elternteils sein, das kranke Kinde muss ebenfalls über ein Elternteil oder beide krankenversichert sein als auch ein Alter von 12 Jahren nicht überschritten haben. Kein Kinderpflege-Krankengeld gibt es wenn sich ein Elternteil vom Arbeitgeber für die Zeit freistellen hat lassen. Bei schwärst erkrankten Kindern oder lebensverkürzt erkrankten Kindern fallen alle bisherigen Voraussetzungen weg und das Kinderpflege-Krankengeld wird über die Zeit der Pflege sowohl ambulant als auch stationär gezahlt (vgl. ebd.: S. 18-19 + PDF - Datei: SBG V 2015: S. 46-52).

Im elften Sozialgesetzbuch (SGB XI) - Soziale Pflegeversicherung:

Hier werden alle Bereich abgedeckt die mit der Pflege der erkrankten Person (Kindes/ Jugendlichen) zu tun haben z.b. Pflege des Körpers wie Ernährung. Die Form der Unterstützung ist von der jeweiligen Pflegestufe abhängig (vgl. Zernikow 2013: S. 14-18).

Die Pflegeversicherung kommt immer dann in Frage, wenn das Kind vorab schon in eine Pflegestufe laut § 15 - Stufen der Pflegebedürftigkeit - eingestuft wurde. Ansonsten übernimmt die Krankenkasse die Kosten für den Aufenthalt in einem Kinderhospiz als auch die darin enthaltende Pflege des Sterbenden (vgl. Online unter: www.betanet.de 2).

Das neunte Sozialgesetzbuch (SBG IX) - Leistungen für behinderte oder von Behinderung bedrohte Menschen:

- In § 69 Abs. 5 wird der Schwerbehindertenausweis der für Kinder oder Jugendliche auch schon nach der Diagnose oder ab Geburt beantragt werden kann beschrieben. Dieser Ausweis kann Familien helfen ihren

Alltag mit dem erkrankten Kind zu erleichtern z.b. durch einen zusätzlichen Parkausweis der die Eltern dazu berechtigt auf einem Behindertenparkplatz zu parken (vgl. Zernikow 2013: S. 19-20 + PDF - Datei: SBG IX 2015: S. 34).

3. Hospizarbeit mit sterbenden Kindern und Jugendlichen

Wie Kinder den Tod verstehen:

Wie weit ein Kind in der Entwicklung und Reifung vorangeschritten ist, welche äußeren und inneren Risiko- und Schutzfaktoren das Kind besitzt sowie in welcher Kultur das Kind aufwächst, spielen bei der Verarbeitung mit dem Tod einer Person oder dem eigenen Tod eine wichtige Rolle. Hierbei ist zu beachten das jedes Alter immer individuell zu betrachten ist (vgl. Zernikow 2013: S. 86-89).

- Im Alter von 3-4 Jahren kann das Kind mit dem Wort: Tod und der Folge das der Mensch/ das Tier nicht wieder kommt nicht viel anfangen. Das Kind versteht den Tod eher als eine Trennung und entwickelt diesbezüglich Ängste. Der Tod wird von dem Kind nicht als endgültig angesehen. In diesem Alter werden Situationen die Kinder häufig beschäftigen, in ihrem Spielverhalten nachgeahmt. Diese Reaktion auf ein Ereignis dient der Aufarbeitung und kompensiert so die Gefühle und Gedanken der Kinder (vgl. Hinderer/ Kroth 2005: S. 29).

- Ab etwa 4 1/2 - 7 Jahren verbinden Kinder den Tod eines Menschen/ Tiers aus dem Umfeld, durch das magische Denken das in dieser Lebensphase aktuell ist. Sie denken das es ihre Schuld ist das jemand gestorben ist bzw. das sie den Menschen/ das Tier vor dem Tod hätten retten können.

- Ab dem Grundschulalter haben Kinder dann eine realere Vorstellung vom Tod und das der Mensch/ das Tier nicht wieder zurück kehren wird.

- Ab dem 11. Lebensalter und weiter darüber hinaus, verstehen dann alle Kinder und Jugendliche das der Tod endlich ist. Ab diesem Alter stellen sich auch immer mehr Fragen über den Tod bei den Kindern und Jugendlichen ein.

Ein weiterer Unterschied besteht nicht nur im Alter der Kinder, sondern hängt auch davon ab ob es sich um ein gesundes, ein lebensverkürzt erkranktes Kind oder ein sterbendes Kind handelt. Studien aus dem Jahr 1956/59 zeigten das Kinder mit einer lebensverkürzten Krankheit auch in einem frühen Lebensalter (3-4 Jahren) schon erfassen konnten das es sich um eine ernstzunehmende Krankheit handelt und diese mit dem "Weggehen" (dem Tod) einhergehen kann (vgl. Zernikow 2013: S. 86-89).

12 Grundsätze der Kinderhospizarbeit:

Diese 12 Grundsätze der Arbeit mit Kindern und Jugendlichen in einem Kinderhospiz, werden von allen deutschen Kinderhospizen berücksichtigt und eingehalten. Unter dieser Voraussetzung kann eine würdevolle und passende Unterstützung stattfinden.

1. Kinder und Jugendliche mit einer lebensverkürzten Erkrankung sollen in einem Kinderhospiz je nach Entwicklungsstand, körperlicher und seelischer Verfassung, dass bedeutet durch Medizin, Pflege und Betreuung versorgt werden. Jedes Kind und jeder Jugendliche soll als Individuum angesehen werden.

2. In Kinderhospizen soll die ganze Familie sowie nahe Angehörige und Freunde mit in die Begleitung und Betreuung integriert werden. Dadurch findet ein ganzheitlicher Prozess des Familiensystems und dem Umfeld statt.

3. Die Eltern der erkrankten Kinder oder Jugendlichen werden in ihrer Position als Eltern wertgeschätzt. Das bedeutet das Eltern ihr Kind am besten kennen und wissen was dem Kind/Jugendlichen gut tut.

4. Geschwister werden ebenfalls nach ihrem Entwicklungsstand und immer individuell begleitet, auch in der Zeit nach dem versterben des erkrankten Kindes/Jugendlichen bekommen die betroffenen Geschwister weitere Unterstützung durch das Kinderhospiz.

5. Der Aufenthalt in einem Kinderhospiz soll die gesamte Familie und nahe Angehörige sowie Freunde auf den Abschied, den Tod und die Trauer danach vorbereiten. Dies passiert durch verschiedene Therapeutische Maßnahmen und wird durch ein interdisziplinären Team betreut.

6. Die Mitarbeiter(innen) in einem Kinderhospiz sollten kontinuierlich Anwesend sein, das bedeutet es sollte kein ständiger Wechsel von Mitarbeiter(innen) im Team stattfinden. Dies ist sehr wichtig um Vertrauen zu den Familien aufzubauen und eine Kontinuität zu gewähren um sich zu öffnen.

7. Kinder und Jugendliche sollen so lange es möglich ist am alltäglichen Leben, auch außerhalb des Hospiz, teilnehmen z.B. zur Schule gehen, Freunde treffen. Das Hospiz steht auch Besuchern offen gegenüber, dass bedeutet das Kinder und Jugendliche auch Besuch im Hospiz empfangen können. Auch so wird die Teilnahme am Leben ermöglicht und die Besucher werden für das Thema: Kinderhospiz sensibilisiert und geschult.

8. Auf ein Team aus Hauptamtlichen und Ehrenamtlichen Mitarbeiter(innen)n soll Wert gelegt werden sowie eine ständige Weiterbildung um den Herausforderungen gewachsen zu sein. Auch Supervisionen mit dem gesamten Team sollen in regelmäßigen abständen stattfinden um schwierige Themen zu bearbeiten.

9. Neben Haupt- und Ehrenamtlichen Mitarbeiter(innen)n ist ein interdisziplinäres Team für die erkrankten Kinder oder Jugendliche als auch für die Familien sehr wichtig. Dieses Team soll aus mehreren Berufsgruppen bestehen um so eine große Spannbreite an therapeutischen Maßnahmen abzudecken.

10. Um aus Erfahrungen zu lernen, ist es wichtig alle Einflüsse z.B. Erfahrungen der Eltern oder aus Fachtagungen und die der Mitarbeiter(innen)n des Kinderhospiz zu dokumentieren, evaluieren und je nach Stand der Ergebnisse dann umzusetzen.

11. Auch Öffentlichkeitsarbeit zählt zu den Aufgabenbereichen in einem Kinderhospiz. Diese Arbeit ist wichtig um der Öffentlichkeit Ängste, Hemmungen und Vorurteile zu nehmen und über das Thema aufzuklären.

12. Der Trauerprozess, der schon mit der Diagnosestellung erfolgt, ist bei jedem Kind/ Jugendlichen individuell zu betrachten und zu respektieren (vgl. PDF - Datei: DHPV - Fachgruppe Hospiz- und Palliativarbeit für Kinder, Jugendliche und junge Erwachsene 2013: S. 5-10).

Auch auf internationaler Ebene gelten Grundsätze, die ebenfalls von der ACT (Association for Children with life threating or terminal Conditions and their Families) erstellt wurden, für die Behandlung von Kindern und Jugendlichen in einem Kinderhospiz.

Hier ein kleiner Auszug aus den Grundsätzen der ACT auf internationaler

Ebene:

- Jede Familie mit einem lebensbedrohlich oder lebensverkürzt erkrankten Kind/ Jugendlichen wird in einem Kinderhospiz aufgenommen, unabhängig ihrer finanziellen Lage.

- Es soll immer im Interesse des Kindes/ Jugendlichen gehandelt werden dazu zählen z.b. medizinische Entscheidungen sie sollen erklärt werden. Das Wohl des Kindes/ Jugendlichen steht an erster Stelle, jedes/jeder Kind/ Jugendliche wird als Individuum akzeptiert, das bedeutet das die Erkrankten ein Anrecht auf eine Schmerztherapie haben um unangenehme Symptome die durch eine medizinische Behandlung entstehen zu mildern.

- Die Kommunikation mit den erkrankten Kindern/ Jugendlichen, den Geschwistern, Eltern und Angehörigen sollte ehrlich und offen sein, aber trotzdem auf den Entwicklungsstand entsprechend angepasst werden. Den Eltern, Angehörigen und Freunden sollte klar sein, dass der Tod unaufhaltbar ist. Zusätzlich sind Eltern immer der erste Ansprechpartner wenn es um die Versorgung ihres Kindes geht, ebenso kann das Kind mit in die Entscheidungen mit einbezogen werden. Die Eltern haben das Recht auf eine Zweitmeinung einer/ eines anderen unabhängigen Ärztin/ Arzt.

- Es sollte den Familien ermöglicht werden, ihr erkranktes/ sterbendes Kind/ Jugendlichen mit nach Hause zu nehmen (ambulante Versorgung), dafür sollte eine ganzheitliche Versorgung gewährleistet werden. Kommen Kinder oder Jugendliche in ein entsprechendes Hospiz, sollten sie mit Altersgleichen in Kontakt treten können um sich über ähnliche Probleme unterhalten zu können.

- Jede Familie hat die Möglichkeit sich ambulant oder stationär behandeln zu lassen. Dies liegt in der Verantwortung der Eltern und soll zur Entlastung dienen.

- Auch Geschwister sind mit in die Behandlung mit einbezogen und können ab der Diagnosestellung unterstützt werden.

- Alle Religionen werden in einem Kinderhospiz respektiert und akzeptiert.

- eine Beratung hinsichtlich der finanziellen Möglichkeiten die jeder Familie zusteht, sollte relativ am Anfang der Aufnahme stattfinden.

- Die Teilhabe am bisherigen Leben sollte gefördert werden, dazu zählt z.B. der Besuch der Regelschule (wenn es aus medizinischen Aspekten möglich ist).

Dieser Auszug aus einigen Grundsätzen ist auf internationaler Ebene gültig und lehnt an die 12 Grundsätze des Deutschen Hospiz- und Palliativ Verband (DHPV) an und spiegelt einige Punkte in ähnlicher Form wieder. Fest steht das auf nationaler oder internationaler Ebene immer ein Ziel wichtig ist und dieses Ziel beinhaltet grob gesagt den respektvollen und würdevollen Umgang mit allen Menschen (vgl. Zernikow 2013: S. 7-9).

Pädiatrische Palliativ Care im Kinderhospiz:

Die pädiatrische Palliativ Care beschreibt die Hauptaufgabe in Kinderhospizen, die sich um lebensbedrohlich erkrankte Kinder und Jugendliche als auch um Kinder und Jugendliche mit einer lebensverkürzten Erkrankung sowie ihre Familien kümmert und auf medizinische, psychologische, psychosoziale, pflegerische und religiöse Art und Weise Betreuung anbieten. Ziel der Palliativ Care ist die individuelle und angepasste Versorgung der gesamten Familie.

Hierzu gehören die 3 Stufen der Palliativen Versorgung:
1.Stufe:
In dieser Stufe wird von einer Palliativen Versorgung eines Kindes/ Jugendlichen durch Mediziner und Pflegepersonal gesprochen, das Team wird über den Verlauf, die Prognose und die Behandlung informiert (Informationsstufe).

2.Stufe:

Diese Stufe nennt sich Basispalliativversorgung und beinhaltet die häusliche Versorgung lebensverkürzter Erkrankungen von Kindern und Jugendlichen. Diese Betreuung übernimmt die/der behandelnde Ärztin/ Arzt.

3.Stufe:
Hierbei handelt es sich um die spezialisierte Kinderpalliativversorgung durch ein geschultes Team aus verschiedenen Berufsgruppen die zum Wohl des erkrankten Kindes/ Jugendlichen interdisziplinär zusammen arbeiten sowohl ambulant als auch stationär (vgl. ebd.: S. 5-6).

Unterschiede zwischen der Versorgung von Kindern und Erwachsenen in der Palliativ Care:
Epidemiologisch gesehen sterben mehr Erwachsene als Kinder, aus diesem Grund sind stationäre Kinderhospize in Deutschland nicht so stark verbreitet wie Hospize für Erwachsene (Kinderhospize: 15, Hospize für Erwachsene: 200). Ein weiterer Unterschied zwischen Kindern und Erwachsenen liegt im zeitlichen Verlauf der einzelnen Krankheiten, die sich vor allem im Kindesalter über mehrere Jahre bis in das Erwachsenenalter hin ziehen können.

Bei Erwachsenen ist der Verlauf der lebensverkürzten Erkrankungen meistens kürzer. Ein weiterer Schwerpunkt liegt in der genauen Einteilung der Pflegekasse in die jeweilige Pflegestufe. Bei Erwachsenen ist die Einteilung in der Regel schnell festgelegt, bei Kindern hingegen ist die Abtrennung zwischen der Versorgung durch Grundpflege und Behandlungspflege nur schwer zu trennen. Da besonders im Kleinkindalter die Grundpflege und die Behandlungspflege ähnlich ausfallen z.b. wickeln, füttern. Vor allem bei sehr jungen Kindern ist die Kommunikation schwierig z.b. in Bezug auf Schmerzen. Bei Erwachsenen ist die Kommunikation in den meisten Fällen noch möglich, auch Gefühle oder Ängste können besser übermittelt werden. Ein weiterer Unterschied liegt bei der Medikamenteneinnahme, die bei Kinder oft schwierig ist z.b. durch Verweigerung oder Angst, bei Erwachsenen hingegen verläuft die medikamentöse Therapie einfacher, da sie den positiven Nutzen dahinter sehen und verstehen. Kinder und Jugendliche bringen neben der Familie auch oft noch weitere Angehörige mit die begleiten und helfen wollen. Erwachsene werden oft von den Eheleuten und den Kindern besucht. In Kinderhospizen wird großen Wert auf die Betreuung der Geschwister gelegt, was in Hospizen für Erwachsene nicht oder nur teilweise mit besonderem Grund möglich ist. Bei einer Palliativversorgung im Kindesalter sind kaum Entwicklungsfortschritte möglich, es kann eher zu Entwicklungsrückschritten aufgrund der Krankheit und deren Folgen kommen. Erwachsene hingegen machen in Hinblick auf ihre Entwicklung keine Rückschritte mehr. Trotzdem gibt es auch Gemeinsamkeiten zwischen Kinderhospizen und Hospizen für Erwachsene, in beiden Bereichen ist die Auseinandersetzung mit dem Tod vorhanden und in beiden Bereichen ist das versterben des Erkrankten absehbar. Anders als in Hospizen für Erwachsene, wo erst in der letzten Lebensphase aufgenommen wird, können Kinder und Jugendliche schon ab der Diagnose in ein Kinderhospiz aufgenommen und begleitet werden (vgl. Online unter: http://www.dhpv.de 1).

3.1. Die 5 Sterbephasen nach Elisabeth Kübler-Ross

Elisabeth Kübler-Ross (1926 - 2004) war eine der bekanntesten Sterbeforscherinnen und zählt mit ihrer Forschung in diesem Bereich zu einer der wenigen die über die Phasen des Sterbens aber auch über Nahtoderfahrungen und das Leben nach dem Tod berichtet haben. Sie publizierte zahlreiche Bücher zu den eben genannten Themen, die sich in mehr als 30 Ländern verkauften.

Im folgenden werden die allgemeinen Unterschiede zwischen Sterben und Tod näher beschrieben um eine Differenzierung sichtbar zu machen.

Sterben:

Aus medizinischer Sicht beginnt sterben mit einer nachlassenden Hirnaktivität sowie nach und nach einer verminderten Atmung und einem verminderten Herzschlag. Sterben ist ein Prozess der aus unterschiedlichen Fachrichtungen beurteilt werden kann z.B. aus der medizinischen Fachrichtung, der religiösen Fachrichtung oder aus der Sterbeforschung wie es Elisabeth Kübler-Ross tat.

Tod:

Aus medizinischer Sicht tritt der klinische Tod ein, wenn das Herz- Kreislaufsystem sowie die Atmung aufhören zu funktionieren. Dies tritt u.a. durch Bewusstlosigkeit, Herzstillstand und Atemstillstand auf. Nach etwa 15 Minuten ohne Blutversorgung zu den Organen, vor allem dem Gehirn, wird der Mensch als Hirntod bezeichnet da schon in dieser Zeit Gehirnzellen absterben können. Dies ist u.a. gekennzeichnet durch keine Meßbaren Hirnströme über das Elektroenzephalogramm (EEG), weite Pupillen und keine Reflexe. Aus biologischer Sicht ist ein Mensch erst nach etwa 24 Stunden Tod, erst dann sind alle Zellen nicht mehr überlebensfähig z.B. können kleine Muskelbewegungen noch bis zu 8 Stunden nach dem Tod auftreten (vgl. Online unter: http://www.onmeda.de).

Elisabeth Kübler-Ross beschreibt in den Phasen des Sterbens das Verhalten eines Betroffenen der über seinen Tod in Kenntnis gesetzt wurde. Die 5 Sterbephasen werden nicht aus medizinischer sondern aus seelischer Sicht, aus der Sicht der Sterbenden beschrieben. Dieses Phasenmodell von Elisabeth Kübler-Ross ist von Mensch zu Mensch unterschiedlich und individuell zu betrachten. Jede Person reagiert anders auf Schicksalsschläge, es gibt keine "Anleitung" die besagt ab welchem Zeitpunkt eine Person in welcher Phase ist. Die Phasen können auch übersprungen werden oder rückwirkend erneut immer mal wieder auftreten.

Phase 1:
Befindet sich eine Person in der 1. Phase, ist die Bedeutung z.B. einer unheilbaren Krankheit noch nicht in das Bewusstsein der Person vorgedrungen. Die Menschen reagieren geschockt, wollen die Tatsache das ihr Leben ins Wanken gerät nicht wahrhaben. Elisabeth Kübler-Ross beschrieb diese 1. Phase als "Nicht wahrhaben wollen" und spiegelt damit die häufigste Reaktion bei Menschen die eine schreckliche Information mitgeteilt bekommen. In dieser Phase verdrängen die Personen die Wahrheit komplett oder versuchen sich z.B. durch einen anderen Arzt eine zweite Meinung einzuholen, obwohl dies keine neuen Erkenntnisse ergeben würde. Diese Reaktion ist sinnvoll und ist eine Schutzreaktion des Körpers um die Person vor einer Überlastung in der jetzigen Situation zu

schützen. Nach einer individuellen Zeit vergeht diese Phase und es kann möglich sein das der Sterbende in Phase 2 übergeht. Die Verdrängung aus der 1. Phase ist damit aber in einigen Fällen noch nicht abgeschlossen, sondern kann immer mal wieder im Verlauf der Phasen auftauchen und dann wieder verschwinden, auch dies dient zum Schutz vor Überlastung.

Phase 2:

In dieser Phase durchleben die Sterbenden starke negative Gefühle wie z.B. Wut oder Zorn. Dementsprechend heißt diese Phase auch "Zorn" und besagt das in dieser Phase, die Fragen nach dem Warum immer häufiger von dem Sterbenden durchdacht, diskutiert und überlegt werden. Besonders für die Familie und Angehörige ist diese Phase nur schwer zu ertragen, da sich der Zorn nicht nur auf den Sterbenden selbst bezieht sondern teilweise auch auf andere Menschen übergeht z.B. auf Familienmitglieder oder auf das Personal im Hospiz. In dieser Phase ist es wichtig heraus zu finden woher die Wut kommt und dem Sterbenden dann Verständnis entgegen zu bringen auch wenn es den Angehörigen schwer fällt. In den meisten Fällen ist der Betroffene nämlich gedanklich schon einen Schritt weiter und sieht wie die Zukunft seiner Familie und Angehörigen ohne den Sterbenden weiter gehen könnte. Die Wut in dieser Phase ist eine Hilferuf an die Außenwelt, der Sterbenden möchte damit auf sich aufmerksam machen und zeigen das er noch gesehen und gehört werden möchte, denn der Sterbende lebt momentan noch.

Phase 3:
In der 3. Phase verfliegt die ganze Wut die sich in Phase 2 angesammelt hat und wandelt sich in Verhandlungsstrategien (Phase der "Verhandlung") um. Der Betroffene verhandelt, meistens mit einer religiösen Figur, mit der Bitte um Aufschub der Krankheit oder des bevorstehenden Todes z.B. möchte der Sterbende ein letztes Mal den Sommer oder Geburtstag erleben. In dieser Phase, im Gegensatz zur letzten Phase, ist der Sterbende gutmütig, nett und für alle medizinischen Untersuchungen offen. So erhofft sich der Sterbende eine längere Zeit ohne Schmerzen, den Aufschub der Krankheit oder des Todes durch eine mögliche Heilung.

Phase 4:

Hat der Sterbende Phase 4 erreicht, ist diese mit Stimmungseinbrüchen und Depressionen gekennzeichnet die den bevorstehenden Tod betreffen (Phase der "Depression"). Der Betroffene realisiert am eigenen Körper z.B. durch körperliche Schwäche oder häufige Schmerzen das seine Lage ernst zu nehmen ist. Dem Sterbenden wird der eigene Verlust aber auch der Verlust den die Familie, Angehörige oder Freunde ertragen müssen bewusst. In dieser 4. Phase beschäftigt sich der Sterbende auch mit Fragen die für ihn von großer Bedeutung sind z.B. wer kümmert sich um die Kinder, das Haus. In dieser Phase beschäftigt sich der Sterbende intensiv mit dem eigenen Tod und trauert um den Verlust von vielen Menschen gleichzeitig, die der Sterbende auf einmal verliert.

Der Sterbende entscheidet sich nun in der Regel von allen Familienmitgliedern, Angehörigen und Freunden abschied zu nehmen, für den Sterbenden eine sehr schwere Zeit und eine intensive Zeit der Trauer. Diese Phase ist wichtig für den Sterbenden und sollte "durchlebt" werden, den durch die Stimmungseinbrüche und durch die Depression lernt der Sterbende mit seinem Tod umzugehen.

Phase 5:
Nach dieser Depression erfolgt in der Regel die Zustimmung (Phase der "Zustimmung") des Todes in Phase 5. In dieser Phase wirkt der Sterbende ruhiger als in den vorherigen Phasen. Der Sterbende hat sein Schicksal nun akzeptiert und ist bereit zu sterben. Diese Phase ist oft durch viel Stille gekennzeichnet, der Sterbende hat keine Kraft mehr zu kommunizieren, schläft viel und kann nicht mehr aus seinem Bett aufstehen.

Zwischen allen Phasen hat der Sterbende immer wieder die Hoffnung auf Heilung, auf eine letzte Chance. Diese Zwischenphasen der Hoffnung helfen dem Sterbenden nicht die Kontrolle zu verlieren und schützen den Körper vor Überlastungserscheinungen. Kurz vor oder auch in Phase 5 verlischt die Hoffnung des Sterbenden komplett und er findet sich mit dem sterben ab (vgl. Kübler-Ross E. 2009: S. 66-145 + Kübler-Ross E. (2003): S. 49-68).

4. Fazit

Das Schreiben dieser wissenschaftlichen Arbeit und der damit verbunden Vertiefung in die Thematik, hat mich für das Thema Kinderhospiz und Sterben in Bezug auf Kinder und Jugendliche sensibilisiert, aber auch offener, neugieriger und engagierter gemacht. Durch persönliche Erfahrungen und durch meine Arbeit als Erzieherin in einer Einrichtung für krebskranke Kinder und Jugendliche, brachte ich teilweise ein paar Vorkenntnisse mit in diese Arbeit hinein. Doch durch weitere Recherche in verschiedener Literatur, bekam ich einen neuen Einblick in die Arbeit mit Kindern und Jugendlichen in einem Kinderhospiz, die sich doch noch einmal von meiner jetzigen Arbeit abheben. Trotzdem sind mir auch Gemeinsamkeiten aufgefallen, die sowohl in Kinderhospizen als auch bei meiner Arbeit mit krebskranken Kindern und Jugendlichen vorkommen.

Zu diesen Gemeinsamkeiten zählt das dass Wohl der Kinder und Jugendlichen an erster Stelle steht und das jeder individuell betrachtet, respektiert und akzeptiert wird. Während einer Fortbildung zum Thema: Trauernde Kinder und Jugendliche, konnte ich mich mit Mitarbeiterinnen der Trostinsel/Hospiz Wolfsburg über die Themen Sterben und Trauer austauschen. Ich bin aufgrund dieser wissenschaftlichen Arbeit auf die Fortbildung aufmerksam geworden und möchte auch in der Zukunft an diesem Thema festhalten und mich diesbezüglich weiterbilden.

Abschließend kann gesagt werden das ich für meine persönliche Arbeit mit erkrankten Kindern und Jugendlichen, eine Erfahrung mitnehme die mich und ich hoffe auch den Kindern und Jugendlichen mehr Einsicht und bewusstere Wahrnehmung in Hinsicht auf die Gefühle verleiht.

Literaturverzeichnis

Literatur/ Bücher:

Bruhn R./ Straßer B. (2014). Palliativ Care für Menschen mit geistiger Behinderung - Interdisziplinäre Perspektiven für die Begleitung am Lebensende. Kohlhammer Verlag, Stuttgart.

Drolshagen C. (2003). Lexikon Hospiz. Gütersloher Verlagshaus, Gütersloh.

Hinderer P./ Kroth M. (2005). Kinder bei Tod und Trauer begleiten - Konkrete Hilfestellungen in Trauersituationen für Kindergarten, Grundschule und zu Hause. Ökotopia Verlag, Münster.

Kübler-Ross E. (2009). Interviews mit Sterbenden. Kreuz Verlag, Freiburg. Kübler-Ross E. (2003). Das Lesebuch. Kreuz Verlag, Stuttgart.

Student J.-C./ Mühlum A./ Student U. (2004). Soziale Arbeit in Hospiz und Palliativ Care. Ernst Reinhardt Verlag, München.

Zernikow B. (2013). Palliativversorgung von Kindern, Jugendlichen und jungen Erwachsenen. Springer Verlag, Berlin, Heidelberg.

Literatur/ Internetquellen und PDF Dateien:

http://www.betanet.de/betanet/soziales_recht/Kinderhospize-775.html#ue4 1) Zugriff am 05.12.2015

http://www.betanet.de/betanet/soziales_recht/Kinderpflege- Krankengeld-220.html 2) Zugriff am 06.12.2015

http://www.bundesverband-kinderhospiz.de/index.php/bedarf 1) Zugriff am 26.11.2015

http://www.bundesverband-kinderhospiz.de/index.php/zielgruppe 2) Zugriff am 26.11.2015

DHPV - Fachgruppe Hospiz- und Palliativarbeit für Kinder, Jugendliche und junge Erwachsene (2013). Grundsätze der Kinder- und Jugendhospizarbeit. Online unter: http://www.dhpv.de/tl_files/public/Service/ Gesetze%20und%20Verordnungen/Grundsaetze %20Kinder-%20und %20Jugendhospizarbeit.pdf Zugriff am 21.11.2015 (PDF Datei)

http://www.dhpv.de/themen_kinder.html 1) Zugriff am 26.11.2015

Graschopf L./ Jankovits H. (2015). Das Konzept Sterntalerhof. Online unter: http://www.sterntalerhof.at/fileadmin/user_upload/download/Information/Das_Konzept_STERNTALERHOF_-_2015.pdf (PDF Datei)

http://www.kinderhospiz-magdeburg.de/unser-pflegekonzept.html Zugriff am 26.11.2015 http://www.onmeda.de/pflege/sterbeprozess-klinischer-tod,-hirntod,- biologischer-tod-23916-3.html Zugriff 29.11.2015

Sozialgesetzbuch (SBG) Fünftes Buch (V) - Gesetzliche Krankenversicherung - (Artikel 1 des Gesetzes v. 20. Dezember 1988, BGBl. I S. 2477 (Stand 2015). Online unter: http://www.gesetze-im- internet.de/bundesrecht/sgb_5/gesamt.pdf Zugriff am 28.11.2015 (PDF Datei)

Sozialgesetzbuch (SBG) Neuntes Buch (IX) - Rehabilitation und Teilhabe behinderter Menschen - (Artikel 1 des Gesetzes von 19.06.2001, BGBl. I S. 1046 (Stand 2015). Online unter: http://www.gesetze-im-internet.de/ bundesrecht/sgb_9/gesamt.pdf Zugriff am 28.11.2015 (PDF Datei)

http://www.zitate-online.de/autor/saunders-cicely/ Zugriff am 01.12.2015

Anhang 1

Liste der stationären Kinderhospize in Deutschland

-Kinderhospiz Bärenherz in Leipzig

-Kinderhospiz Sonnenhof in Berlin

-Kinder-Hospiz Sternenbrücke in Hamburg

-Kinder- und Jugendhospiz Joschuas Engelreich in Wilhelmshaven -Kinderhospiz
Löwenherz Syke

-Kinder- und Jugenhospiz Bethel in Bielefeld

-Kinderhospiz der Pfeifferischen Stiftungen in Magdeburg

-Kinderhospiz Regenbogenland e.V. in Düsseldorf

-Bergisches Kinder- und Jugendhospiz Burgholz in Wuppertal

-Arche Noah Gelsenkirchen Kurzzeiteinrichtung mit kleinem Hospizbereich für Kinder in
Gelsenkirchen

-Balthasar Kinder- und Jugendhospiz in Olpe

-Kinderhospiz Bärenherz in Wiesbaden

-Kinderhospiz Sterntaler e.V. in Dudenhofen

-Kinderhospiz St. Nikolaus in Bad Grönenbach

-Kinder und Jugendhospiz Mitteldeutschland in Tambach-Dietharz

Quelle:http://www.bundesverband-kinderhospiz.de/index.php/

übersichtskarte-aller-stationären-kinderhospize-in-betrieb Zugriff am 26.11.2015

BEI GRIN MACHT SICH IHR WISSEN BEZAHLT

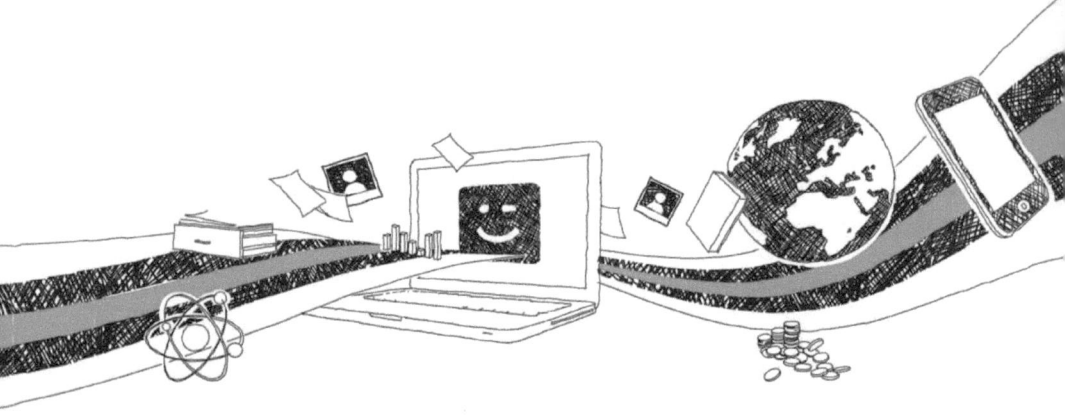

- Wir veröffentlichen Ihre Hausarbeit,
  Bachelor- und Masterarbeit

- Ihr eigenes eBook und Buch -
  weltweit in allen wichtigen Shops

- Verdienen Sie an jedem Verkauf

Jetzt bei www.GRIN.com hochladen
und kostenlos publizieren

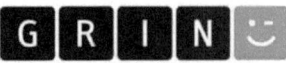